AF402181

RÉPUBLIQUE FRANÇAISE

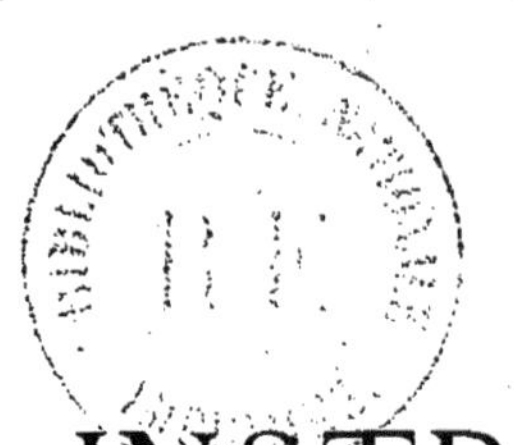

INSTRUCTION

SUR

L'ORGANISATION DES SERVICES

DE

STOMATOLOGIE

DANS LES RÉGIONS

Dépêche Ministérielle 8119 3/7

**Décret et Circulaires diverses concernant
les dentistes militaires**

SOUS-SECRÉTARIAT D'ÉTAT
du
SERVICE DE SANTÉ
MILITAIRE

1re Division technique.

Nota. — Les réponses doivent, outre le numéro d'ordre, rappeler les indications de timbre ci-dessus.
8119-1/7

RÉPUBLIQUE FRANÇAISE

MINISTÈRE DE LA GUERRE

Paris, le 9 juin 1916.

INSTRUCTION SUR L'ORGANISATION DES SERVICES DE STOMATOLOGIE DANS LES RÉGIONS

Les règles édictées pour l'organisation des Services de stomatologie du territoire ont été jusqu'à ce jour interprétées d'une façon un peu différente suivant les régions où elles ont été appliquées.

La pratique de plus d'un an de fonctionnement ayant montré les avantages et les défauts de chacune des organisations a permis d'établir un certain nombre de règles qu'il y aura lieu dorénavant d'appliquer en vue d'uniformiser le fonctionnement de tous les services de stomatologie du territoire.

En conséquence, à partir du jour de la réception de la présente instruction, les directeurs du Service de santé des régions voudront bien réorganiser les Services de stomatologie de la façon suivante :

ORGANISATION GÉNÉRALE

Le Service de stomatologie d'une région comprend :

1° Un service de chirurgie et de prothèse maxilo-faciale (facultatif) ;

2° Des cabinets dentaires de garnison ;

3° Un seul centre de prothèse élémentaire pour édentés (ces deux dernières organisations obligatoires).

Lorsque dans une région existe un centre de prothèse

maxillo-faciale, le médecin stomatologiste adjoint au chirurgien chef de service de prothèse maxillo-faciale doit être considéré comme le conseiller technique de stomatalogie auprès du directeur du Service de santé de la région.

A ce titre, il a la surveillance générale de tous les Services de stomatologie de la région (centre d'édentés, cabinets dentaires) sans cependant avoir la direction effective qui est laissée au chef de service de ces différents postes.

Les mêmes fonctions sont attribuées au chef de service du centre d'édentés de la région, quand cette région ne comporte pas de centre de chirurgie maxillo-faciale.

FONCTIONNEMENT DES DIVERS SERVICES

1° Service de chirurgie et de prothèse maxillo-faciale.

Les services de chirurgie et de prothèse maxillo-faciale créés antérieurement dans les régions continueront à exister comme par le passé. Il ne sera pas créé de centres nouveaux dans les régions qui n'en possèdent pas, tant que les centres actuels, qui du reste, pourront être développés, seront en mesure d'assurer le traitement de tous les blessés de la face.

FONCTIONNEMENT DE CES CENTRES

Les centres de chirurgie et de prothèse maxillo-faciale sont des *Services de chirurgie* spécialisés dans la réfection de la face et des délabrements osseux des deux maxillaires et principalement du maxillaire inférieur.

Par conséquent, ils sont sous la direction *d'un chirurgien chef de service*, autant que possible spécialisé dans la chirurgie faciale, auquel est *adjoint un médecin* stomatologiste.

Ces deux spécialistes, qui s'assistent mutuellement, ont sous leurs ordres tous les aides (chirurgiens, dentistes, mécaniciens, etc.) qui leur sont nécessaires.

Ne doivent être traités dans ces Services de prothèse maxillo-faciale que les blessés atteints de lésions traumatiques de l'arc maxillaire inférieur, du rebord alvéolaire du maxillaire supérieur ou de fracture de cet os ayant déterminé des troubles dans les fonctions de la mastication (fractures avec déplacement, trismus, brides cicatricielles, etc.). Les autres lésions de la face : lésions des sinus, du nez, des fosses nasales, de l'orbite, etc., restent du ressort des spécialités oto-rhino-laryngologiques ou ophtalmologiques.

Les blessés ayant besoin de plastiques faciales relevant de ces spécialités (blépharoplasties, rhinoplasties, etc.), ne doivent donc pas être gardés dans les centres de prothèse maxillo-faciale.

SOUS AUCUN PRÉTEXTE, LES ÉDENTÉS NE DOIVENT ÊTRE MAINTENUS DANS LES CENTRES DE PROTHÈSE MAXILLO-FACIALE, MÊME SI LES LÉSIONS AYANT AMENÉ LA PERTE DES DENTS SONT DUES A UN TRAUMATISME DE GUERRE.

Les centres de chirurgie maxillo-faciale doivent être absolument distincts des centres d'édentés et de prothèse élémentaire. Il ne doit y avoir aucun mélange ni dans les locaux, ni dans l'instrumentation ; chacune de ces formations a son personnel propre.

2° Cabinet dentaire de Garnison et Centres d'édentés.

Ces deux organismes sont indépendants en ce qui concerne l'exécution du service, mais étroitement liés en vue des efforts à réaliser pour appareiller les édentés.

*
* *

a) ORGANISATION DES CABINETS DENTAIRES DE GARNISON

But.

Les cabinets dentaires de garnison ont pour mission de :

1° Soulager les militaires qui souffrent des dents ;

2° Maintenir le taux des effectifs, en permettant de garder ou de réintégrer dans le service armé les hommes munis insuffisamment au point de vue dentaire pour assimiler leur ration d'entretien ;

3° Répandre dans la troupe les notions générales nécessaires d'hygiène de la bouche.

Nature des Opérations.

Les cabinets de garnison sont réservés :

1° Aux nettoyages de la bouche, qui devront être faits systématiquement avant toute opération ;

2° Aux obturations simples ;

3° Aux extractions ;

4° Aux prises d'empreintes pour appareils.

Il ne peut donc pas y être fait d'autres opérations.

Par obturations simples, on entend l'obturation des dents atteintes de carie non perforante (1er et 2e degrés).

Quant aux dents atteintes de carie perforante (3e et 4e degrés), elle seront pansées si elles sont douloureuses et pourront même être obturées si les nécessités du service le permettent, quand il s'agira de dents uniradiculaires et de caries du 3e degré.

Les extractions seront faites quand il sera nécessaire ; dans les cas difficiles, on aura recours à l'anesthésie locale (stovaïne, cocaïne, novocaïne). Les précautions antiseptiques devront être régulièrement observées ; les dentistes militaires seront rendus responsables des complications survenant pour manque de précautions.

Hygiène de la bouche. — Les dentistes militaires profiteront des soins qu'ils auront à donner pour rappeler aux hommes l'intérêt qu'ils ont à pratiquer une bonne hygiène de la bouche (brossage quotidien des dents avec une brosse et du savon).

Attribution d'appareils de prothèse. — Si le premier examen de la bouche révèle la nécessité ultérieure de l'appareil de prothèse, l'empreinte sera prise A LA PREMIÈRE VISITE, AVANT TOUTE EXTRACTION, pour chacune des mâchoires. Les modèles seront coulés et adressés au directeur du Service de santé de la région, avec une fiche schématique du modèle ci-annexé, indiquant les degrés de carie s'il y a lieu.

La partie de la fiche indiquant la décision du directeur sera immédiatement renvoyée au dentiste militaire, chef du service du cabinet de garnison. Les modèles seront gardés au centre d'édentés de la région comme documents, avec la partie de la fiche contenant les renseignements divers.

Si la décision est OUI, les extractions devront être pratiquées immédiatement, terminées en huit ou dix jours au plus, en dérangeant le moins possible le militaire de son service, et le chef du centre d'édentés sera prévenu immédiatement de la date à laquelle les extractions seront terminées et de la date approximative à laquelle le blessé pourra être appareillé.

Si la décision est NON, les extractions de racines ou de dents cariées, abcédées ou douloureuses, seront seules pratiquées, l'extraction des autres racines étant laissée à la volonté du militaire, en évitant d'enlever toute racine pouvant servir à la mastication.

En principe, tout militaire ayant cinq dents antagonistes, surtout si ce sont des molaires, peut se nourrir suffisamment ; et tout militaire, même dépourvu de toutes les dents, peut être conservé dans le service armé, s'il est muni d'appareils de prothèse dentaire.

Les hommes ayant dépassé l'âge de 45 ans ne seront pas munis jusqu'à nouvel ordre, d'appareils de prothèse dentaire ; aucun homme du service auxiliaire n'en sera pourvu, si ce n'est avec la certitude qu'il sera rendu apte au service armé par sa prothèse dentaire. Exception pourra être faite en faveur des hommes du service auxiliaire non susceptibles de passer dans le service armé et dont l'état général montre que leur nutrition est insuffisante.

Un rapport décadaire du modèle ci-annexé, indiquant le nombre de consultations, pansements, extractions, obturations, nettoyages, opérations diverses, demandes d'appareils de prothèse, sera envoyé par chaque chef de service de cabinet de cabinet de garnison directement au directeur du Service de santé, le 1ᵉʳ, le 11 et le 21 de chaque mois, après visa du médecin chef de l'hôpital dans lequel est situé le cabinet de garnison (Voir le modèle d'état décadaire ci-joint).

Un rapport mensuel récapitulatif contenant les desiderata du chef de service sera adressé tous les mois par le chef de service du cabinet dentaire de garnison au directeur du Service de santé.

Un livre journalier doit être tenu par les soins du chef de service indiquant TOUTES les consultations ou opérations diverses exécutées dans le cabinet de garnison, sur TOUS les militaires qui se présentent pour être soignés, avec les indications suffisantes pour justifier l'identité des militaires traités. On trouvera, ci-annexé, le modèle de ce livre journalier.

Des fiches schématiques seront établies pour chaque malade traité. Les opérations A FAIRE seront indiquées schématiquement en dessous de la ligne représentée par le schéma des dents, et les opérations *exécutées* seront marquées au fur et à mesure de leur exécution au-dessus de la ligne.

Il est interdit aux dentistes militaires de donner leurs soins en dehors du cabinet de garnison.

Une matinée par semaine sera réservée aux officiers.

Les dentiers ne leur seront délivrés que dans les conditions prévues par la circulaire n° 4.316 3/7 du 25 mars 1916 annexée.

Le matériel nécessaire au fonctionnement du cabinet de garnison est défini par la dépêche ministérielle du 8 février 1916, n° 2.054 3/7 annexée.

Personnel des cabinets dentaires. — Dans chaque cabinet dentaire de garnison sera affecté un médecin stomatologiste ou, à son défaut, un adjudant dentiste qui pourra être assisté d'un nombre variable de chirurgiens-dentistes, gradés ou non, suivant les besoins et sur la proposition de l'adjoint technique de stomatologie.

Le stomatologiste chef de service du cabinet dentaire dépend, au point de vue de la discipline générale, du médecin-chef de la formation à laquelle il est rattaché (dépôt de corps de troupe, infirmerie régimentaire, etc.), mais il est sous la surveillance et la direction technique de l'adjoint technique de stomatologie.

(Modèle de demande d'attribution d'appareil de prothèse.)

SERVICE DE SANTÉ

---

me RÉGION

Demande d'attribution d'appareils de prothèse.

NOM DU MILITAIRE	PRÉNOMS	Nº Matricule • Régiment	NOMBRE de dents	DÉCISION DU DIRECTEUR du Service de santé

, le   191

Le Directeur du Service de santé,

• RÉGION

—

SERVICE DE SANTÉ

—

CABINET DENTAIRE DE GARNISON

DE

(Nom et adresse exacte)

—

DEMANDE D'ATTRIBUTION D'APPAREILS DE PROTHÈSE

—

1° — INDICATIONS GÉNÉRALES

Nom et prénoms :

Grade :

N° matricule et régiment :

Classe de recrutement et âge :

Service armé ou service auxiliaire :

2° — INDICATIONS MÉDICALES

(A remplir par le Médecin-major, Chef du Service du Régiment.)

Taille en centimètres :

Poids de l'homme en kilogrammes :

(Établir une observation *en dix lignes* basée sur l'examen de l'homme *déshabillé* jusqu'à la ceinture, indiquant l'état général, les affections dont pourrait être atteint le militaire, et se terminant par un avis concluant de façon nette à la nécessité ou à l'inutilité d'engager la dépense d'un dentier.)

Date de la visite :

(Signature)

3° — INDICATIONS TECHNIQUES

(A remplir par le Chef de Service du Cabinet dentaire de garnison.)

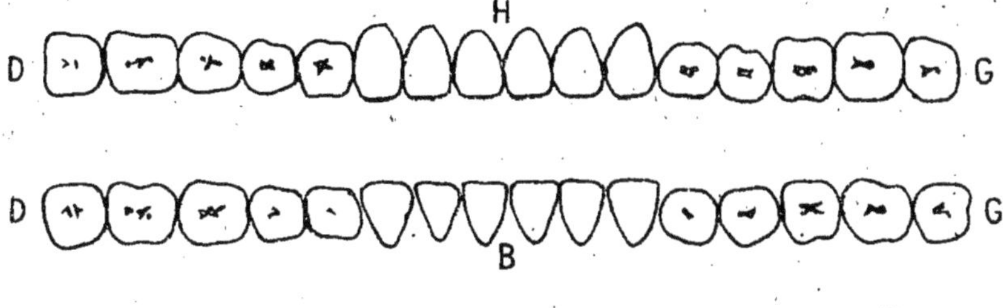

Haut :   Bas :

Combien y a-t-il de dents antagonistes :

Combien faudrait-il de dents artificielles :

(Remplir la fiche ci-jointe en mettant une croix sur les dents extraites et en indiquant par un E, placé en dessous de la ligne, les racines à extraire.)

Date de la visite :

Le malade possède-t-il déjà un appareil de prothèse ? Si oui, donner la description :

Avis du Dentiste militaire :

(Signature)

A   , le   191   .

Décision du Directeur du Service de santé :

MODÈLE DU LIVRE-JOURNAL

JOURNÉE du   *191.*

NOM ET PRÉNOMS	RÉGIMENT	Nº MATRICULE	COMPAGNIE OU BATTERIE	NATURE DE L'OPÉRATION de conservation			EXTRACTIONS avec indications précises		PRISE d'empreinte au plâtre	OBSERVATIONS
				Nettoyages.	Pansements Indiquer la dent	Observations Indiquer la dont A. Amalgame C. Ciment.	Racines	Dents		

Du 1ᵉʳ au 10.
Du 11 au 20.
Du 21 à fin de mois.

MODÈLE DU RAPPORT DÉCADAIRE

NATURE DE L'OPÉRATION de conservation			EXTRACTIONS avec indications précises		PRISE d'empreinte au plâtre	OBSERVATIONS
Nettoyages	Pansements	Obturations et leur nature a) Amalgame c) Ciment	Racines	Dents		

Le Chef de service du cabinet de garnison,

A   , le   191 .

RAPPEL DE CIRCULAIRES

N° 4317 3/7
Au sujet de l'allocation des dentiers aux officiers.

Paris, le 28 mars 1916.

Des divergences d'interprétation se sont produites concernant l'allocation des dentiers aux officiers. Dorénavant, les règles suivantes seront appliquées.

Il y aura lieu d'accorder gratuitement un appareil de prothèse dentaire aux officiers revenant du front dont la dentition a subi des atteintes, soit du fait d'un traumatisme, soit du fait des fatigues supportées et de l'impossibilité qu'ils auraient eu de recevoir des soins dentaires à l'avant.

Les officiers qui demandent l'allocation d'un appareil dentaire avant de partir au front et dont la mauvaise dentition ne peut être attribuée à des faits de guerre, pourront être autorisés à être appareillés, à titre remboursable, au centre de prothèse dentaire de leur région.

Le prix de l'appareil sera basé sur le prix de cinq francs par dent (dent CASCO, crampon métal, base caoutchouc et crochets maillechort).

Les appareils livrés devront être uniquement des appareils masticatoires ; dans aucun cas, les centres dentaires ne pourront être autorisés à délivrer, même à titre remboursable, des appareils de prothèse de luxe, tels que : dents à pivots, blocs, couronnes ou appareils en or.

Toute demande d'appareils devra être autorisée par le directeur du Service de santé de la région. Le remboursement du prix des appareils sera effectué entre les mains de l'officier d'administration gestionnaire ou trésorier, suivant que le cabinet dentaire dépendra d'un hôpital ou d'un corps de troupe.

EXTRAIT DE DÉPÊCHE MINISTÉRIELLE n° 2054 3/7
du 8 février 1916.

Matériel nécessaire dans un cabinet d'un opérateur.

Fauteuil [1]........................	1
Crachoir [2]........................	1
Tour de cabinet....................	1
Fraises diverses...................	1 grosse
Fraises à racines..................	3
Pièce à main.......................	1
Angle droit........................	1
Excavateurs (gauche et droit)........	6 de chaque côté
Fouloirs à amalgame...............	3
Fouloirs ou spatules à ciment et gutta.	2
Spatule à ciment....................	1
Ciseaux à émail....................	2
Miroirs buccaux....................	6
Manche pour miroir................	1
Poire à air chaud..................	1
Précelles..........................	1
Sondes à canaux...................	2 douzaines
Tire-nerf..........................	1 douzaine
Mortier pour amalgame.............	1
Limes à séparer....................	1 douzaine
Meules carborendum...............	3
Mandrins pour moules et disques...	5
Disques à polir....................	250
Seringue hypodermique...........	1

---

1. Pour le fauteuil, on pourrait utiliser les fauteuils de coiffeurs auxquels il suffirait de fixer une têtière ; le tout serait d'un prix bien inférieur au moindre fauteuil vendu par les fournisseurs pour dentistes.

2. Le crachoir peut être confectionné avec une boîte ou un récipient en tôle émaillée, surmontée d'un entonnoir également en tôle émaillée, le tout d'un prix très modique et bien inférieur à celui des crachoirs en cuivre nickelé avec entonnoir en verre, qu'on trouve dans le commerce, mais qui n'existent pas en quantité suffisante. Du reste il en est de même pour les articles ci-dessus.

Aiguilles interchangeables..........   3 douzaines

Daviers ....   1 jeu

Elévateurs ....   1 jeu

Brûleur ou lampe à alcool..........   1

Thermo-cautère

> Cet appareil existant dans toutes les formations sanitaires, il n'y a pas lieu d'en faire mention et encore moins d'en pourvoir le Service dentaire, cet appareil pouvant être commun à tous les Services, vu son prix élevé.

Enfin, pour les produits d'obturation, tels que : gutta, ciments, amalgames, ces substances sont déjà fournies par la Pharmacie centrale des hôpitaux et sont de qualité suffisante, pour ne pas avoir recours à des produits de marques, ayant l'inconvénient de coûter très cher, au moins dix fois le prix des premiers, sans avantage bien justifié.

Il y a lieu de faire une demande d'autorisation spéciale pour quatre porte-empreintes qui sont nécessaires pour préparer les modèles qui doivent être adressés au centre d'édentés.

Dans la présente dépêche, M. le Sous-secrétaire d'Etat du Service de santé invite les chefs de service des cabinets de garnison à tenir compte, autant que possible, dans leurs demandes, des suggestions qui y sont contenues et leur fait observer qu'elles ont été établies, non sur des données théoriques, mais sur des données pratiques tirées de l'expérience acquise par l'examen du fonctionnement d'un certain nombre de centres.

b) CENTRE D'ÉDENTÉS

Les centres de prothèse élémentaires pour édentés sont des organisations réservées exclusivement à l'allocation d'appareils de prothèse simples, tels qu'ils ont été définis dans la circulaire N° 29.825 C/7 annexée.

Il ne doit exister dans chaque région qu'un seul centre d'édentés, dont le siège sera, autant que possible, au centre de la direction régionale.

INSTALLATION DU CENTRE.

Les blessés justiciables d'un centre d'édentés ne devront pas être hospitalisés. Ce centre peut être installé dans un local quelconque. Il comprend, en principe, des locaux pour l'examen des malades et des ateliers de prothèse.

PERSONNEL A AFFECTER AU CENTRE.

Le personnel a affecter à ce centre devra comprendre, en principe, un médecin stomatologiste, chef du centre, un nombre variable de dentistes militaires (quatre ou cinq), quinze à vingt mécaniciens-dentistes.

Les directeurs des régions procèderont immédiatement au recensement de tous les mécaniciens-dentistes dont ils peuvent disposer dans leur région, en provoquant une enquête dans tous les dépôts de corps de troupe et dans les bureaux de recrutement.

Si le nombre des médeciens-dentistes ainsi obtenu n'est pas suffisant, ils adresseront des demandes en conséquence à l'Administration centrale.

MALADES A ADMETTRE DANS LES CENTRES D'ÉDENTÉS.

Définition de l'édenté. — Un édenté, au point de vue militaire, est un soldat qui ne possède pas assez de dents pour mastiquer ses aliments d'une façon suffisante pour assimiler la ration d'entretien nécessaire à tout combattant.

Principes à adopter pour définir et appareiller l'édenté.

1° Un homme à qui il manque un certain nombre de dents peut-il se nourrir suffisamment ?

Si cet homme a un tiers de surface masticatrice, avec dents antagonistes, s'il a par exemple cinq dents en haut qui en recontrent cinq en bas, surtout si ce sont des molaires et si cet homme a son poids normal, il est inutile d'attribuer un appareil de prothèse dentaire ;

2° Dans quel cas doit-on demander qu'un homme soit muni d'un appareil de prothèse dentaire ?

Quand cet homme a moins d'un tiers de surface masticatrice, quand il a moins de cinq dents ayant des antagonistes ;

3° Un homme n'ayant plus ou presque plus de dents pourra-t-il être bon pour le service armé, s'il est muni d'un appareil de prothèse ?

Tout homme, même absolument édenté, muni d'un appareil de prothèse, même total, peut être pris bon pour le service armé si le reste de son organisme est en bon état. Il sera toujours possible de l'évacuer si son appareil est cassé et de réparer celui-ci ;

4° Doit-on faire extraire des dents, même très cariées, et les racines ?

Si l'homme a une surface masticatrice suffisante correspondant à un tiers, soit cinq dents antagonistes, et si on ne doit pas lui faire l'appareil de prothèse, on ne doit lui faire d'extractions que s'il souffre. Si, au contraire, on doit faire un appareil de prothèse, il y a intérêt à faire les extractions des dents très cariées et des racines le plus tôt possible ;

5° Combien de temps doit-on laisser entre les extractions et la prise d'empreinte, pour fabriquer l'appareil de prothèse?

S'il y a beaucoup d'extractions, il faut compter un mois et demi ; s'il y en a peu, vingt jours suffisent.

ATTRIBUTION DES APPAREILS DE PROTHÈSE.

Aucun homme ayant dépassé 45 ans, jusqu'à nouvel ordre, n'aura droit à l'allocation d'un appareil de prothèse.

Tous les hommes du service auxiliaire qui, après appareillage, ne seraient pas susceptibles d'être classés dans le service armé, ne devront être appareillés que si leur état général montre manifestement que leur nutrition est insuffisante. Ils seront, dans tous les cas, appareillés après les hommes récupérables pour le service armé.

Pour arriver facilement à ce résultat, il y a lieu de procéder immédiatement à une révision générale des édentés de votre région, à la suite de laquelle sera faite une classification des hommes actuellement inaptes en tant qu'édentés, d'après les rubriques suivantes :

1° Hommes du service armé réellement inaptes pour mauvaise dentition, qui seront aptes après prothèse ;

2° Hommes du service armé, considérés actuellement comme inaptes et qui, munis d'une façon suffisante au point de vue dentaire et n'ayant pas besoin d'appareils de prothèse, *doivent être classés aptes et mis immédiatement à la disposition du commandement ;*

3° Mêmes mesures en ce qui concerne les hommes du service auxiliaire, divisés :

a) Hommes du service auxiliaire qui, une fois appareillés, pourront passer dans le service armé ;

b) Hommes du service auxiliaire actuellement considérés comme inaptes à ce service pour dentition défectueuse et qui, cependant, peuvent être rendus à leur corps sans appareillage et utilisables immédiatement ;

c) Hommes du service auxiliaire inaptes pour dentition défectueuse et qui ont besoin d'être appareillés afin d'être rendus aptes au service auxiliaire.

Cette classification sera faite d'après les principes énoncés plus haut (Voir définition de l'édenté).

MOYEN DE FAIRE CETTE RÉVISION.

Le médecin-chef du service de stomatologie ou le médecin-chef du service des édentés, assisté d'un ou-deux aides, seront désignés par le directeur du Service de santé de la région pour procéder le plus rapidement possible à la révision des édentés de leur région (dépôts, camps d'instruction, formations militaires quelconques, hôpitaux contenant des édentés, etc.).

Le directeur du Service de santé prendra, de concert avec le général commandant la région, des mesures pour que cette révision soit facilitée et dure le minimum de temps.

A cet effet, on pourra prescrire qu'à jour fixé dans chacune des unités visitées, tous les hommes se plaignant de leur dentition soient réunis et présentés aux dentistes chargés de la révision par le médecin-chef de la formation à laquelle ils appartiennent.

Un état de ces hommes aura été préparé à l'avance par le médecin-chef de la formation, état sur lequel seront portées les indications données [par les dentistes qui classeront les hommes conformément aux catégories énumérées plus haut.

Cet état des édentés sera communiqué au général commandant la région et directeur du Service de santé à toutes fins utiles. Un double en sera adressé à l'Administration centrale, Sous-secrétariat d'Etat du Service de santé, 1re division technique.

APPAREILLAGE DES ÉDENTÉS.

Les édentés qui n'ont pas besoin d'être appareillés seront immédiatement déclarés aptes et mis à la disposition de leur corps.

Les édentés ayant besoin d'un appareil seront préparés à l'appareillage dans les cabinets dentaires de garnison, en commençant par les classes les plus jeunes et en tenant compte des indications données ci-dessus (Voir fonctionnement des cabinets de garnison).

ADMINISTRATION ET FONCTIONNEMENT DU CENTRE D'ÉDENTÉS.

Au centre d'édentés, un officier faisant fonctions de gestionnaire sera désigné. Il sera chargé du matériel (entretien, demandes, etc.). Il sera tenu un registre des travaux effectués et des appareils fournis, avec la description de l'appareil, d'après les prescriptions de la circulaire ministérielle du 19 août 1915, N° 29.825 C/7 annexée, de façon à pouvoir justifier du prix de chaque appareil.

Dès que les modèles en plâtre destinés à faire les appareils seront terminés et articulés, chaque mécanicien recevra une fiche du modèle ci-joint, lui indiquant le travail à faire et sur laquelle il marquera le nombre des crochets employés, la nature des dents employées (dents à crampon, dents diatoriques, teintes, etc.), de façon à pouvoir au besoin retrouver toutes les indications dans les cas de fracture de l'appareil.

^{me} RÉGION

—

Centre d'Édentés

—

Nom du malade :

Rég^t :

Dépôt :

Date de livraison :

Nº du Modèle :

Mécanicien :

Haut :

Bas :

Teinte :

Articulation :

Essayage :

Livraison :

OBSERVATIONS

Nombre total de dents :

Un état récapitulatif sera envoyé, arrêté à la date du 24 juin, du modèle ci-joint.

PLACE
de

___

CENTRE D'ÉDENTÉS DE LA   • RÉGION

ÉTAT RÉCAPITULATIF depuis la création du Centre,
jusqu'au   191 .

PROVENANCE DES ÉDENTÉS	NOMBRE D'HOMMES appareillés	NOMBRE d'appareils	NOMBRE de dents
De la garnison.......			
De la • région.....			
Des hôpitaux divers..			
Venant du front ou troupes de passage.			
Total.........			

Un état mensuel du modèle ci-après sera adressé le 1ᵉʳ de chaque mois par le Chef du Centre d'édentés au Directeur du Service de santé de la Région qui le fera parvenir, avec ses observations, à l'Administration centrale, après l'avoir fait viser, s'il y a lieu, par l'Adjoint technique de stomatologie.

PLACE
de

CENTRE D'ÉDENTÉS DE LA ᵉ RÉGION

ÉTAT MENSUEL du 25   *au* 24   191

PROVENANCE DES ÉDENTÉS	NOMBRE D'HOMMES appareillés	NOMBRE d'appareils	NOMBRE de dents
De la garnison........			
De la ᵉ région......			
Des hôpitaux divers..			
Venant du front ou troupes de passage..			
Total........			

Personnel spécialisé employé :

Chef de service   dentiste militaire

Nombre de mécaniciens-dentistes :

Observations :

, le   191 .

Justification des appareils livrés au controle

La justification des appareils livrés sera faite par un reçu signé par le militaire sur un registre spécial avec définition (haut, bas, nombre de dents, etc.).

L'allocation des appareils sera inscrite à l'encre rouge sur un des feuillets non utilisés du livret matricule et du livret individuel de l'homme. Cette inscription comprendra les caractéristiques de l'appareil, la date de sa remise et l'indication du centre qui l'aura fourni.

Utilisation immédiate des édentés

Dans chaque région, tous les hommes du service armé considérés actuellement comme inaptes pour denture insuffisante seront versés immédiatement dans les dépôts situés dans les villes de la région où existent des établissements industriels de l'Etat ou privés travaillant pour l'armée et où siègent les cabinets dentaires de garnison.

Dès que ces édentés auront subi le traitement préparatoire à la pose des appareils (Voir fonctionnement des cabinets dentaires), ils seront, pendant le mois nécessaire à la cicatrisation de leurs gencives, mis à la disposition soit des usines qui travaillent pour la défense nationale, soit envoyés en permission agricole ou mis en équipes agricoles ; après quoi, ils seront dirigés, au fur et à mesure des besoins, sur le centre de prothèse d'édentés où ils pourront être très rapidement appareillés, en commençant par les classes les plus jeunes. De la sorte, les hommes les plus âgés seront appareillés les derniers et, s'ils doivent être immobilisés plusieurs mois, la perte sera moins sensible pour le front et, pendant cette période d'attente, ils seront cependant utilisés au profit de la défense nationale.

De même, les hommes qui devront attendre un trop long temps avant de subir la préparation de la bouche nécessaire à l'appareillage devront être, pendant cette période d'attente, mis à la disposition des usines ou de l'agriculture.

Au centre d'édentés, les blessés n'auront à séjourner que huit à dix jours, temps pendant lequel ils seront mis en subsistance dans les dépôts de la garnison.

Aussitôt qu'ils seront munis de leur appareil, ils seront mis à la disposition de leur corps.

RAPPEL DE LA CIRCULAIRE N° 29.825 C/7
DU 19 AOUT 1916.

Indication technique pour la prothèse aux édentés inaptes.

La dépêche N° 27.179 C/7 du 31 juillet 1915 vous a fait connaître les conditions générales qui devaient présider à l'organisation des services de prothèse pour les édentés inaptes au service armé et les règles qui s'appliquent à la fourniture d'appareils prothétiques à cette catégorie de militaires.

Dans le but d'uniformiser les services régionaux constitués par vos soins, il a paru indispensable de spécifier les caractères particuliers de cette prothèse spéciale, qui a pour objet de munir les édentés de machines à mastiquer solides pour un temps donné (deux ans environ) et d'indiquer les bases d'un tarif unique résultant d'une technique uniforme.

L'appareil solide de prothèse qui est en vue doit présenter une bonne sustentation et une excellente rétention, le côté esthétique restant secondaire. Ces deux conditions réalisées permettent d'écarter l'objection faite au principe de cette prothèse qui réside uniquement dans la crainte d'accidents par déglutition des pièces.

La bonne sustentation de l'appareil est assurée par une base d'implantation toujours très vaste, bien équilibrée et suffisamment adhérente, la bonne rétention par un accrochage toujours très énergique.

Pour réaliser ces qualités, il conviendra d'adopter la technique suivante :

1° Effectuer toujours les empreintes au plâtre ;

2° Adapter l'articulation avec plaques stents pour les

grands appareils, avec cire pour les appareils dont l'articulation est facile à établir par des modèles ;

3° Procéder à l'essayage de l'appareil monté en cire avec des crochets (molaires grossièrement sculptées en cire ou molaires diatoriques, mais de préférence les molaires en cire).

Il conviendra de faire exécuter tous les mouvements de mastication, puis de vérifier l'application très exacte de la cire dans la bouche, afin de procéder à la mise en eau froide ;

4° La mise en plâtre doit être effectuée directement.

5° Enfin, après cuisson, procéder à la pose de l'appareil.

Cette technique comporte quatre séances au minimum et pas plus de deux à trois séances de retouche.

Le tarif ne doit pas dépasser 6 à 8 francs par appareil, en prenant comme point de départ la dépense suivante :

0 fr. 20 par crochet (maillechort-victoria) ;

1 franc de vulcanite par appareil ;

0 fr. 25 de cuisson ;

0 fr. 30 de cire, godiva ou plâtre.

On peut prévoir :

0 fr. 55 pour les dents à crampons en or prises en grande quantité ;

0 fr. 10 à 0 fr. 50 pour les dents diatoriques, suivant la quantité.

Vous voudrez bien noter que le Magasin central du Service de santé sera mis en mesure de constituer un stock de dents à crampons en or et de dents diatoriques, en vue d'assurer les fournitures nécessaires aux centres de prothèse pour les édentés inaptes.

Les circulaires : N° 14.198 C/7 du 10 novembre 1914, N° 12.274 2/7 du 24 novembre 1914, N° 27.179 C/7 du 31 juillet 1915, ainsi que les instructions antérieures contraires à celles qui sont précisées dans la note ci-dessus, sont annulées.

Les directeurs des régions prendront immédiatement des mesures en vue de l'application des dispositions contenues dans la présente note et rendront compte de leur exécution.

Justin Godart.

RENSEIGNEMENTS ET CIRCULAIRES DIVERSES

(Extrait du *Journal Officiel* n· 62 du 3 mars 1916, p. 1716)

MINISTÈRE DE LA GUERRE

Rapport au Président de la République Française

Paris, le 26 février 1916.

Monsieur le **Président**,

L'hygiène moderne a démontré l'importance considérable qu'on doit accorder aux soins de la bouche et des dents. Depuis le début des hostilités, les dentistes mobilisés ont rendu des services appréciables et, grâce à leur concours, de nombreux militaires qui avaient été reconnus inaptes, en raison de leur mauvaise dentition ou qui avaient été blessés aux mâchoires, ont pu retourner très vite au front. Mais l'organisation du service dentaire demande à être réglementée et la meilleure utilisation des dentistes exige la création d'un grand nombre de cliniques de chirurgie dentaire réparties à l'avant, à l'arrière et dans l'intérieur.

Il paraît nécessaire d'attribuer aux chirurgiens-dentistes, appelés à exercer leurs fonctions dans les diverses formations, une position dans la hiérarchie militaire correspondant à leur autorité technique.

Précieux collaborateurs du service de santé, ils méritent d'occuper dans l'armée un emploi de « dentiste militaire » qui leur donne la situation d'adjudants sous-officiers.

Le projet de décret que nous soumettons à votre haute approbation a pour objet de créer cet emploi.

Tout en plaçant ses titulaires sous les ordres de médecins militaires, il permettrait de relever comme il convient le prestige des dentistes aux yeux des malades, leur conférerait, pour l'exercice de leur spécialité, l'autorité indispensable et donnerait enfin à ces utiles auxiliaires une légitime satisfaction.

Si vous approuvez ces propositions, nous avons l'honneur de vous prier de vouloir bien revêtir de votre signature le projet de décret ci-joint.

Veuillez agréer, Monsieur le Président, l'hommage de notre respectueux dévouement.

Le ministre de la Guerre,
GALLIENI.

Le ministre des Finances,
A. RIBOT.

*
* *

Le Président de la République française,

Sur le rapport du ministre de la Guerre,

Vu l'article 3 de la loi du 25 février 1875 relative à l'organisation des pouvoirs publics ;

Vu la loi du 14 avril 1832 sur l'avancement dans l'armée ;

Vu l'article 2 de l'ordonnance du 16 mars 1838 ;

Vu la loi du 21 mars 1905 sur le recrutement de l'armée ;

Vu la loi du 7 août 1913, modifiant les lois des cadres de l'infanterie, de la cavalerie, de l'artillerie et du génie, en ce qui concerne l'effectif des unités et fixant les conditions de recrutement de l'armée active et de la durée du service dans l'armée active et sa réserve,

Décrète :

ARTICLE PREMIER. — Les militaires pourvus du diplôme de chirurgien-dentiste, soit dans la réserve de l'armée active, soit dans l'armée territoriale ou la réserve de l'armée territoriale, peuvent être, pendant la durée de la guerre et dans la limite des besoins, désignés pour remplir les fonctions de « dentiste militaire », tant dans les corps de troupes que dans les formations sanitaires de campagne ou les établissements hospitaliers du territoire.

Les titulaires de ces fonctions secondent dans l'exécution du service technique les médecins de l'armée, sous les ordres desquels ils sont placés.

ART. 2. — La position dans la hiérarchie militaire des dentistes militaires est celle des adjudants sous-officiers.

La solde est la même que celle de ces adjudants.

Leur uniforme est déterminé par le ministre de la guerre.

ART. 3. — Une instruction ministérielle spéciale déterminera les dispositions de détail nécessaires pour assurer l'exécution du présent décret et fixera, notamment, l'effectif des dentistes militaires.

ART. 4. — Le ministre de la Guerre est chargé de l'exécution du présent décret, qui sera inséré au *Journal officiel* de la République française.

Fait à Paris, le 26 février 1916.

R. POINCARÉ.

Par le Président de la République :

Le ministre de la Guerre,
GALLIENI.

Le ministre des Finances,
A. RIBOT.

* *
*

Instruction relative aux Dentistes militaires

Paris, le 27 février 1916.

ARTICLE PREMIER. — Conformément au décret du 26 février 1916, le cadre des dentistes militaires, organisé suivant les besoins de l'armée se recrute parmi les militaires pourvus du diplôme de chirurgien-dentiste délivré par les facultés françaises.

ART. 2. — Ils sont nommés, sur justification de leurs titres et suivant les besoins du service : à l'intérieur par les directeurs régionaux du service de santé ; aux armées par les directeurs de corps d'armée.

Les dentistes diplômés, membres du corps enseignant ou appartenant au personnel scientifique des écoles dentaires reconnues par l'Etat, sont nommés les premiers.

ART. 3. — Le nombre des dentistes militaires ne peut dépasser 1.000.

ART. 4. — Les dentistes militaires occupent dans la hiérarchie la même position que les adjudants sous-officiers des sections d'infirmiers.

Toutes les dispositions relatives aux médecins et pharmaciens auxiliaires, sauf celles qui seraient en discordance avec la présente instruction, leur sont applicables.

ART. 5. —Les dentistes militaires ont l'uniforme des adjudants des sections d'infirmiers, avec, à leur collet, le caducée d'argent accompagné de la lettre D. Cette lettre sera placée extérieurement au caducée et aura une hauteur de un centimètre.

Ils ne portent ni parements au képi et aux manches, ni écusson de couleur, mais ont droit au brassard de la convention de Genève.

ART. 6. — Les dentistes militaires sont placés, dans les formations auxquelles ils sont attachés, sous les ordres du médecin chef de celles-ci.

ART. 7. — Leur répartition générale est ainsi fixée :

A. — Aux armées :

1° Dans les formations de l'avant :

Deux dentistes par groupe de brancardiers divisionnaires : l'un d'eux, stable à la formation et s'occupant plus particulièrement des soins à y donner sur place ; l'autre mobile et se transportant dans les différentes unités au repos de la division.

Un dentiste par groupe de brancardiers de corps ; un dentiste par automobile dentaire ;

2° Dans la zone des étapes :

Un dentiste dans chaque centre hospitalier ;

Un dentiste dans chaque dépôt d'éclopés.

B. — A l'intérieur :

Un dentiste dans chaque localité où existe un dépôt de corps de troupes, avec rattachement à l'hôpital militaire, ou, à son défaut, dans la plus importante des formations sanitaires de la place.

Un dentiste dans les camps d'instruction. Des dentistes, suivant l'importance des formations, en nombre plus ou moins grand, dans les centres stomatologiques (prothèse de reconstitution faciale) et dans les centres d'édentés (prothèse élémentaire).

Art. 8. — Le matériel des dentistes comprendra :

À l'avant : pour les dentistes des groupes de brancardiers, une boîte de stomatologie (n° 6 de la nomenclature) avec, en plus, un tour portatif et une chaise pliante à têtières par groupe.

Dans la zone des étapes : un petit laboratoire dentaire, avec les métaux nécessaires à la prothèse dans les centres hospitaliers avec une installation plus élémentaire dans les dépôts d'éclopés.

À l'intérieur : les installations déjà existantes et, en cas d'insuffisance, les appareils, instruments et produits jugés nécessaires.

Pour le ministre de la Guerre et par
délégation permanente :
Le Sous-secrétaire d'Etat du service de santé
militaire,
Justin Godart.

MINISTÈRE DE LA GUERRE
N° 2054 3/7.

Paris, le 8 février 1916.

Les cabinets dentaires et les centres de prothèse élémentaire pour édentés étant appelés à prendre de plus en plus d'extension dans les régions, il y a lieu, dans l'intérêt du Trésor, de réduire autant que possible les dépenses provoquées par l'installation de ces centres, tout en assurant cependant les besoins de leur fonctionnement normal.

À titre d'indication, j'ai l'honneur de vous envoyer ci-joint deux listes comprenant : l'une, le matériel nécessaire pour le fonctionnement d'un cabinet dentaire [1] ; l'autre le matériel nécessaire pour un atelier de prothèse de 1 à 5 mécaniciens.

En communiquant ces listes aux dentistes de votre région, vous voudrez bien les inviter à tenir compte autant que possible, dans leurs demandes, des suggestions qui y

---

1. Cette liste a été reproduite dans l'instruction 8119 3/7 du 9 juin.

sont contenues, en leur faisant observer qu'elles ont été établies, non sur des données théoriques, mais sur des données pratiques tirées de l'expérience acquise par l'examen du fonctionnement d'un certain nombre de centres.

D'autre part, un certain nombre d'édentés inaptes, lorsqu'ils ont été appareillés, détériorent ou rejettent leur appareil dans le but d'être évacués de nouveau sur un centre dentaire ou d'échapper aux obligations du service de l'avant auquel ils ont été rendus.

Afin de permettre de prendre toutes les mesures utiles contre cette manière de faire, vous voudrez bien dorénavant, prescrire qu'une fiche du modèle ci-joint soit établie pour chaque édenté appareillé ; fiche qui sera apposée sur le livret individuel de l'homme.

Pour le sous-secrétaire d'Etat et par son ordre :
Le directeur-adjoint,
Signé : ILLISIBLE.

MATÉRIEL DE PROTHÈSE

Atelier de 1 à 5 mécaniciens.

Porte-empreintes assortis, haut........................	12
» » bas........................	12
Articulateurs bronze...................................	2
Articulateur en fil de fer galvanisé..................	10
Limes à caoutchouc assorties.........................	12
Limes à métal...	6
Maillet buis (peut être économiquement remplacé par le maillet à débonder des tonneliers)..............	6
Marteau ordinaire moyen..............................	1
Marteau à river bout pointu..........................	1
Maillet en corne......................................	1
Vulcanisateur à 3 moufles............................	1
Moufles bronze n° 2 (pour 1 pièce)...................	5
Moufles bronze doubles à clavettes...................	2
Brides pour moufles..................................	2
Presses à moufles....................................	1
Brûleurs Bunsen......................................	3
Spatules à cire (à fabriquer par les ouvriers avec du gros fil d'acier)....................................	
Porte-scies..	1 ou 2.
Scies pour le caoutchouc.............................	2 douzaines.

Scies pour le métal	1 douzaine.
Tour d'atelier	1
Meules carborendum pour tour (assorties)	6
Couteaux à plâtre	3
Bols caoutchouc	3
Echoppes carrées moyennes	5
» gouges creuses moyennes	5
» » » petites	5
Onglettes assorties	5
Grattoirs assortis	5
Compas d'épaisseur à vis	1
Cisaille universelle	1
Ciseaux ordinaires pour le caoutchouc	1
Brosses pour la ponce	6
» pour le blanc	6
Cônes feutre assortis	6
Précelles d'atelier	5
Pinces coupantes	3
Pinces à percer	2
Pinces fines à crampons	2
Fil de fer en liasse (bobines)	5
Pinceaux divers	12
Cire en feuilles (cire d'abeille préparée par l'ouvrier, par le procédé dit à la bouteille)	5 kilogr.
Stents ou godiva (à préparer par le magasin central)	1 kilogr.
Papier de verre en feuilles	50
Cire collante (à préparer par le magasin central, en fondant 1/3 cire et 2/3 résine)	0,250 gr.
Plâtre à mouler (à expédier ou à acheter sur place suivant le prix)	200 kilogr.
Caoutchouc orange	10 boîtes.
Caoutchouc rose	5 »
Caoutchouc blanc	1 »
Pierre ponce pulvérisée	5 kilogr.
Blanc d'Espagne (acheter sur place)	
Rondelles ou cœurs pour former les succions (à découper dans une feuille de plomb par l'ouvrier)	
Ressorts métal doré	12
Porte-ressorts	24
Maillechort en fil pour crochets	0,250 gr.
Maillechort en plaque de 7 à 8	0,250 gr.
Aluminium	1 kilogr.
Fronde (pour couler les métaux)	1
Thermomètre pour machine à cuire	1 ou 2
Casserole de 2 litres	1
Casserole de 4 litres	1
Pierre d'Arkansas	1

Dans le cas ou l'établissement ne possèderait pas de fourneaux à gaz, il y aurait lieu de fournir un fourneau simple et un fourneau double pour les besoins du service de l'atelier.

Dents à facettes... 3.000
Dents diatoriques.. 2.000

Pour les dents à facettes, il y a avantage à employer les dents Casco qui sont aussi bonnes que les autres et qui coûtent meilleur marché.

MINISTÈRE DE LA GUERRE

SOUS-SECRÉTARIAT D'ÉTAT
du
SERVICE DE SANTÉ
MILITAIRE

Nº 33-Ci/7.

RÉPUBLIQUE FRANÇAISE

Paris, le 4 mars 1916.

Le Sous-Secrétaire d'État du Service de santé Militaire à M. le Général Commandant la ᵉ Région.

DENTISTES MILITAIRES

J'ai l'honneur, en vous signalant le décret du 26 février 1916, relatif à la création d'un cadre de dentistes militaires et l'instruction qui l'accompagne, parus à l'*Officiel* du 3 mars 1916, de vous prier de prendre, en ce qul vous concerne, toutes les mesures nécessaires à leur application.

Il importe que les militaires placés sous vos ordres et pourvus du diplôme universitaire français de dentiste soient, au plus tôt, prévenus des conditions dans lesquelles ils pourront postuler le grade nouvellement créé.

Vous voudrez donc bien donner, par la voie du rapport, connaissance à vos troupes du décret précité pour que M. le directeur du Service de santé de votre région puisse procéder, dans le plus bref délai possible, aux nominations nécessaires.

Provisoirement, et dès à présent, les nominations pourront avoir lieu dans la limite de 15 pour chaque région (y compris celles situées dans la zone des armées), le Gouvernement militaire de Paris, l'Afrique du Nord et le Maroc.

Le contingent de nominations à attribuer définitivement à chacune de ces circonscriptions sera fixé dès que vous m'aurez fait connaître vos besoins évalués d'après les règles indiquées à l'article 7 de l'instruction.

Il est décidé, en outre, que tous les dentistes diplômés, non gradés, seraient versés dans les Sections d'infirmiers, ainsi que les mécaniciens-dentistes que je désignerai nominativement. Pour les uns comme pour les autres, il est entendu qu'un nombre égal d'infirmiers du service armé sera reversé dans leur arme d'origine, ou dans l'infanterie.

Signé : JUSTIN GODART.